F. BARBARY

MÉDECIN-CHEF, HOPITAL AUXILIAIRE 28

S.B.M. — NICE

Mise en état de défense

de l'Organisme infecté

MÉTHODE NOUVELLE à ACTIONS ANTIHÉMOLYTIQUE

ET ANTITOXIQUE

Application pratique

aux grands blessés de guerre

27 Tableaux lithog. dans le texte

A. MALOINE & FILS, ÉDITEURS

27 — Rue de l'École-de-Médecine — 27

PARIS 1917

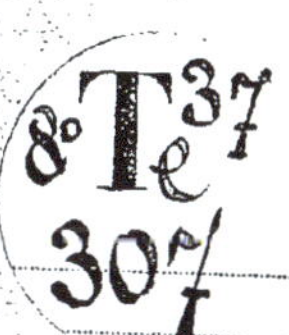

Mise en état de défense

de l'Organisme infecté

MÉTHODE NOUVELLE à ACTIONS ANTIHÉMOLYTIQUE
ET ANTITOXIQUE

Mise en état de défense
de l'Organisme infecté

MÉTHODE NOUVELLE à ACTIONS ANTIHÉMOLYTIQUE

ET ANTITOXIQUE

Application pratique
aux grands blessés de guerre

PAR

FERNAND BARBARY

Médecin-Chef de l'Hôpital Auxiliaire 28
S. B. M. — Nice

A. MALOINE & FILS, ÉDITEURS
27 – Rue de l'École-de-Médecine – 27
PARIS 1917

NOUVELLE MÉTHODE

DE DÉFENSE DE L'ORGANISME INFECTÉ

INTRODUCTION

Les résultats fournis dans ces dernières années par les travaux sur les lipoïdes en général, et sur la Cholestérine en particulier d'une part ; les résultats obtenus en thérapeutique par l'huile camphrée à hautes doses d'autre part, ont servi de guides aux recherches que nous avons poursuivies depuis 1912.

Notre but était d'introduire et de diffuser dans l'organisme infecté, des éléments de défense capables d'augmenter le taux de la Cholestérine dans le sang, ou de favoriser son action.

Cette immunisation par hypercholestérinémie provoquée, fut obtenue par nous, au moyen d'injection de cholestérine en solution dans l'huile camphrée à hautes doses. Nous montrerons au cours de ce travail, que l'association du camphre, agent antitoxique, à la Cholestérine, substance douée de propriétés antihémolytiques et antitoxiques, est basée sur des données scientifiques. Des affinités chimiques unissent la Cholestérine par l'acide cholestérique, aux terpènes. L'acide cholestérique peut être considéré comme isomère, sinon identique de l'acide camphorique dérivé du camphre. La Cholestérine, l'essence de thérébentine, le camphre ont une réaction commune, celle de Schiff.

Notre préparation nettement antihémolytique et antitoxique devint la base de traitement des états infectieux, en général, de l'infection tuberculeuse, en particulier.

En 1912 et 1913 dans notre clientèle privée et dans un service spécial hospitalier, nous avons adapté notre méthode à la thérapeutique des états infectieux d'origine tuberculeuse. Du mois d'août 1914 au mois de mai 1916, comme médecin-chef de l'Hôpital auxiliaire 28, à Nice, nous avons eu occasion de développer l'application d'une méthode qui nous a semblé polyvalente, en l'utilisant pour atténuer la marche d'infections graves chez des grands blessés, des malades, des surmenés de la guerre.

L'Hôpital auxiliaire 28 avait reçu en 21 mois (16 juin 1916), 797 malades et 767 blessés.

Nous n'avons eu à déplorer que 14 décès, quatre blessés et neuf malades.

Le premier blessé, entré en pleine septicémie aiguë, secondaire à une arthrite suppurée du genou, était un bacillaire qui eut des hémopthysies dès son arrivée et mourut au quatrième jour.

Le second, entré avec hernie cérébrale, opéré dans la suite pour abcès cérébral et guéri en apparence, succombait cinq mois après, de rechute de méningo encéphalite.

Le troisième, entré le 13 juin 1915 avec symptômes de septicémie aiguë, état cachectique, lésion de l'intestin par balle, anus contre nature pratiqué d'urgence sur le transport qui le ramenait en France, mourut six jours après son arrivée.

Le quatrième, enfin, malade convalescent sur le point de sortir de l'hôpital, victime d'un accident (chute dans un escalier) succomba le lendemain des suites de fracture du crâne, malgré la trépanation d'urgence qui montra une fracture étendue avec hématome sousdural.

Tous les autres blessés sortirent guéris malgré de graves

complications qui, pour beaucoup d'entre eux, paraissaient devoir être fatales.

C'est à MM. les professeurs Chauffard et Guy-Laroche qu'on doit la mise au point de la cholestérinémie dans les différents états pathologiques.

Dans une thèse inspirée par son maître, Grigaut, chargé des recherches chimiques du laboratoire, a réuni et vulgarisé les résultats cliniques obtenus par Chauffard et Guy-Laroche. Les mémoires de ces auteurs montrent que les infections s'accompagnent en général d'une hypocholestérinémie particulière. La courbe cholestérinémique dans les infections, est jusqu'à un certain point proportionnée à la courbe thermique dont elle suit l'évolution, mais les deux courbes se dessinent en « sens inverse ».

Par contre les grands processus d'immunisation s'accompagnent d'une hypercholestérinémie qui semble présider, d'une manière qui reste à déterminer, à l'édification des anticorps. (Grigaut, page 102).

Nous avons constaté l'hypocholestérinémie par le dosage méthodique de la Cholestérine dans le sang, dans les états morbides les plus divers accidents de septicémie grave, de gangrène, cachexie infectieuse, infections secondaires à des complications pleuro-pulmonaires, infections secondaires au paludisme — états para-typhiques, infections tuberculeuses, etc. L'infection fut rapidement modifiée par des injections d'huile camphrée à hautes doses et Cholestérine.

Chez les grands blessés, en particulier, lésions articulaires, lésions osseuses, lésions abdominales, cesions pulmonaires, lésions vasculaires, etc., nous insistons sur ce fait que démontrent les observations recueillies par nous, nous avons pu compléter l'action chirurgicale directe par une thérapeutique générale de l'organisme infecté ; thérapeutique basée sur l'action immunisante créatrice d'anticorps de la Cholestérine, jointe à l'action antitoxique et dynamique du camphre à hautes doses.

Les résultats obtenus par nous, nous autorisent à déclarer que pour obtenir la guérison complète, rapide des grands blessés, des surmenés de guerre, une thérapeutique de mise en état de résistance de l'organisme doit marcher parallèlement avec la thérapeutique chirurgicale.

Cette thérapeutique de mise en état de résistance pourrait être appliquée :

1° Au blessé, dès les premières heures. Elle développerait chez lui son action dynamique vis-à-vis de l'organisme surmené et son action antihémolytique vis-à-vis des infections latentes.

2° A l'opéré. Elle développerait chez lui son action dynamique et antitoxique et activerait l'entrée en fonction des éléments de défense, combattrait l'asthénie cardiaque, la dépression nerveuse et hâterait la convalescence.

La mise en pratique même de la méthode est des plus simples puisqu'elle se réduit à des simples injections de cinq grammes applicables en tous lieux, en toutes circonstances.

LA CHOLESTÉRINE. — LE CAMPHRE

CHIMIOTHÉRAPIE

Les travaux de Ranson, de Pascucci, de Tallqvist Morgenrott, Liuvaditi, Abderhalden à l'étranger ; ceux de Physalix, Carnot, Gérard, Lemoine, Vincent, Iscovesco en France, ont montré le rôle prépondérant d'un lipoïde, la cholestérine, agent antitoxique et antihémolytique dans l'organisme normal. La cholestérine, signalée par Conradi, étudiée par Chevreul, entre normalement dans la composition de presque tous les éléments cellulaires des humeurs de l'organisme.

Physalix, le premier et, dans la suite, Kyes et Sachs ont montré que la cholestérine ajoutée in vitro à la toxi-lécitine du cobra est capable de la neutraliser complètement. Mintz a obtenu les mêmes résultats et a pu détruire l'hémolyse du venin du serpent par la cholestérine.

Tallqvist a poursuivi des recherches du même genre sur le botriocéphale dont le corps contient des substances hémolytiques, créatrices de l'anémie pernicieuse qu'entraîne la présence de ce parasite. Ces substances hémolytiques sont neutralisées par la cholestérine.

Nogughi, Eisler, Muller et Cerveaudain ont pu prouver que la cholestérine contenue dans le sérum sanguin pouvait neutraliser la toxine tétanique. On le comprend surtout si l'on rapproche les faits de ceux de Wassermann et Takaki qui indiquent que le cerveau, qui précisément est le plus riche en cholestérine, possède également la faculté de neutraliser le poison tétanique.

Gérard et Lemoine, après avoir injecté la cholestérine à des cobayes tuberculeux, avaient constaté chez ces animaux un arrêt dans l'évolution des lésions tuberculeuses. Ils pensent toutefois que le pouvoir antitoxique de la cholestérine est moins considérable que celui d'autres substances que l'on trouve associées à elle dans les lipoïdes biliaires ; d'oxy-cholestérine, éther, oxyde de cholestérine, etc.

Dans la typhoïde, Chauffard et Guy-Laroche ont constaté que, dans le premier septenaire de la fièvre, le taux de la cholestérine du sérum-sanguin diminue. La courbe augmente pour atteindre un maximum entre le 27e et le 56e jour. Ce maximum se produit au moment de la défervescence et dans les huit jours qui suivent la reprise de l'alimentation. Dans les cas de rechute ou de perforation, la cholestérine tombe brusquement au-dessous de la normale et cet abaissement ne s'accompagne pas d'une réascension secondaire.

L'hypo-cholestérinémie du début de la maladie et des rechutes serait une réaction des états infectieux aigus. L'hyper-cholestérinémie de la fin de la maladie paraît être une réaction de l'immunisation. Les auteurs expliquent ces résultats par un rôle antitoxique de la cholestérine.

Rouzaud, Sucquet et Cabanis, en juillet 1913, ont fait à la Société de Biologie une communication sur la cholestérinémie des syphilitiques.

De ces notions pouvaient découler les conséquences thérapeutiques suivantes :

1° Qu'il était utile, dans les états infectieux, de fournir à l'organisme des quantités de cholestérine suffisantes pour pourvoir aux éléments de défense et l'immuniser constamment contre les substances hémolysantes.

2° Qu'il était indispensable de faire usage d'un agent de transport et de diffusion capable d'assurer une sorte de stérilisation rapide du sérum envahi par le poison hémolytique.

L'agent de transport choisi par nous pour diffuser rapidement la substance anti-hémolysante fut : l'huile camphrée à hautes doses.

Au cours de notre pratique un fait, déjà indiqué par Baudet et Siebert, en particulier, nous avait frappé ; l'extrême rapidité d'élimination du camphre par les voies respiratoires.

Chez tous les malades, une heure, une demi-heure et parfois même, quelques minutes après l'injection, l'haleine prend une odeur de camphre.

Le camphre, en effet, s'élimine en grande partie par les poumons et par la peau. Une partie s'oxyderait dans l'organisme en donnant deux acides ; l'un non azoté, acide camphoglycuronique (Schmideberg, Wiedemann et Meyer), l'autre azoté. Tous deux s'élimineraient par les urines. L'élimination du camphre par les urines n'est cependant pas nettement prouvée.

Autrefois, Trousseau, Pidoux, Hoffmann et, récemment, Baudet n'ont pas retrouvé de traces de camphre dans les urines des malades injectés.

L'élimination par les voies respiratoires, l'élimination par la peau, par contre, ne font aucun doute.

En utilisant cette diffusion rapide du camphre dans

l'organisme pour lui faire transporter la cholestérine, nous avons également mis au service de la thérapeutique anti-infectieuse un agent de cure, auquel les expérimentateurs dans ces derniers temps ont accordé une valeur antitoxique propre.

Le docteur Baudet, de Toulouse, pour lutter contre les grandes infections chirurgicales, injecte 20 centimètres cubes d'huile camphrée pendant 5 à 6 jours. Dans certains cas d'infection grave, il a injecté matin et soir jusqu'à 50 centimètres cubes d'huile camphrée, soit en 24 heures une quantité égale à 10 grammes de camphre.

La tolérance de ces doses massives est parfaite sans le moindre signe d'intoxication. Les résultats obtenus par le docteur Baudet lui font admettre que le camphre à doses massives joue un rôle antitoxique.

Siebert, de New-York, partage cette opinion et il a montré qu'un lapin recevant une dose mortelle d'émulsion de pneumocoques se rétablit en quelques jours si on lui administre toutes les douze heures une injection sous-cutanée de un centimètre cube d'huile camphrée à 20 %. Pour Siebert, le camphre serait le spécifique du pneumocoque et il a indiqué les heureux résultats obtenus par lui dans les bronchites, les pneumonies grippales. (Société de Médecine allemande, New-York, 1909. Semaine médicale, 22 septembre 1909).

Esser a donné sans inconvénients 23 grammes de camphre en 4 jours en injections à un homme de 43 ans. Il a injecté également 12 grammes de camphre à un enfant de 4 ans, en 5 jours. Weitz a donné à des nourrissons atteints d'entérite 0 gr. 80 de camphre. Oppenheim et Crépin ont obtenu des résultats remarquables chez des vieillards atteints de pneumonie et de broncho-pneumonie. Ces malades recevaient 3 ou 4 injections de 5 centimètres cubes en 24 heures, soit 3 ou 4 grammes de camphre en 24 heures.

Lafon a montré les bons effets du traitement des pneumonies chez les vieillards par des injections d'huile camphrée à hautes doses, 15 à 20 centimètres cubes d'huile camphrée à 20 °/₀ deux ou trois fois en 24 heures.

Patry, suivant en cela, dit-il, la pratique de Cathelin, injecte de parti-pris aux urinaires infectés, matin et soir, 10 centimètres cubes d'huile camphrée à 10 °/₀.

De tous les côtés les cliniciens s'accordent à louer l'effet du camphre à hautes doses dans la pneumonie. (Grand-Hôpital à Saint-Pétersbourg. Roussk-Vatich, 14 janvier 1912 et Semaine médicale 1912, page 116). 81 cas traités par le camphre, 4 grammes par jour, 74 guérisons. (Hœtzel in Münch, méd. Woch, 16 décembre 1913). 15 à 20 centimètres cubes par jour, adultes ; 5 centimètres cubes, enfants. 30 cas observés, un seul cas de mort chez un homme atteint de pneumonie hémorragique avec myocardite. L'action du camphre lui paraît spécifique.

Svocekkotor, de Kiew, depuis une dizaine d'années, donne avec succès à des pneumoniques des cachets de douze centigrammes répétés toutes les deux heures. Sur 120 pneumonies l'auteur n'a eu que 3 décès. Blumenan à son tour a étudié le traitement de la pneumonie fibrineuse par le camphre. (Roussk-Vatich, 28 janvier 1912, page 138 et Semaine médicale 1912, page 116).

On trouvera un excellent résumé des travaux sur l'huile camphrée à hautes doses dans un article de MM. Arrivat et H. Roziès, internes des hôpitaux de Montpellier (Gazette des Hôpitaux, 12 juin 1913) et dans celui du docteur L. Cheinisse, de Paris (Semaine médicale n° 19, 13 mai 1914).

L'huile camphrée n'avait pas été adoptée par nous d'une façon empirique.

En dehors du rôle antitoxique que des auteurs avaient attribué à l'huile camphrée à hautes doses dans ces dernières années, nos recherches nous permettaient d'établir un parallèle entre les propriétés chimiques communes au camphre et à la cholestérine.

Ces propriétés communes expliqueront peut-être l'action thérapeutique de notre préparation.

PROPRIÉTÉS CHIMIQUES
communes aux Camphres et à la Cholestérine

CHOLESTÉRINE

Acide cholestérique $C^9 H^{12} O^6$

La cholestérine appartient au groupe des stérines ainsi nommés par Abderhalden. Ce sont des alcools non saturés à poids moléculaires élevés qui, de par le rapport des atomes du carbone aux atomes d'hydrogène, se placent au voisinage des polyterpènes.

La cholestérine $C^{27} H^{46} O$ fond à 145°-148°, elle bout à 360°, elle est lévogyre $\langle a \rangle$ $D = 36°, 61 + 0,249$ en solution chloroformique. La cholestérine est le seul représentant du groupe des stérines dans le corps humain, groupe auquel se rattachent un grand nombre d'alcools retirés des animaux et des végétaux. Dans les études faites sur l'acide cholalique, puis sur l'acide cholestérique, Latschinoff attribua à *l'acide cholestérique* la formule $C^9 H^{12} O^5$ ou $C^9 H^{12} O^6$ et lui donna le nom *d'acide cholecamphorique* en le considérant comme *isomère* sinon identique de *l'acide camphorique* ou oxy-camphorique dérivé du camphre $C^8 H^{14} (CO^2 H)^2$.

CAMPHRES

Acide camphorique $C^8 H^{14} (CO^2 H)^2$

Les camphres, d'une manière générale, sont des substances dérivées des hydroterpènes qui ont une fonction chimique voisine des fonctions alcooliques et cétoniques. La constitution la plus simple est comprise entre $C^{10} H^{14} O$ et $C^{10} H^{20} O$.

Ceux qui répondent à cette dernière formule jouissent des propriétés des composés saturés ; les autres présentent la plus grande partie des propriétés des substances incomplètes et sont facilement oxydables et susceptibles d'addition.

Le camphre du Japon utilisé en thérapeutique $C^{10} H^{16} O$ apppartient à la série des alcools et cétones du groupe camphranique $P F = 175°$, $P E = 204$, $D = 0,985$.

En solution alcoolique il dévie à droite.

Son pouvoir rotatoire diffère avec sa provenance.

Weyl a indiqué que *l'acide cholalique*, l'essence de thérébentine et le camphre donnent la *réaction dite de Schiff* comme la *choléstérine*. Evaporation à feu nu dans une capsule de porcelaine d'un mélange de cholestérine, d'acide chlorhydrique et de quelques gouttes d'une solution de chlorure de zinc. On obtient une coloration rougeâtre qui passe au violet puis au bleu.

Cette réaction décrite tout d'abord par Schiff pour la cholestérine et retrouvée par Weyl pour les corps précédents et pour les hydrocarbures terpéniques dérivés de la cholestérine : l'α cholestérone, la β cholestrone, l'α cholestérilène, met en évidence les liens qui unissent la cholestérine et l'acide cholalique entre eux, ainsi qu'aux terpènes dont ils semblent être proches parents. (Grigaut. Cycle de la cholesterinémie, page 25).

LE TAUX DE LA CHOLESTÉRINE

DANS LE SANG CHEZ LES INFECTÉS

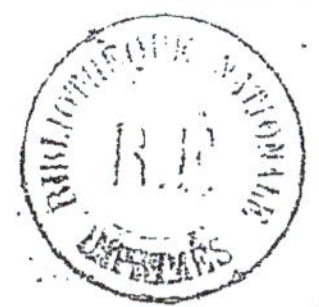

Chez l'homme sain le taux normal de la cholestérine varie de 1 gramme 40 à 1 gramme 80 par litre de sérum sanguin.

En 1912 et en 1913, alors que nous cherchions à appliquer notre méthode au traitement des états infectieux d'origine bacillaire nous avions étudié les variations du taux de la cholestérine dans le sérum de nos malades.

Les examens et dosages étaient pratiqués par M. Daumas, docteur ès-sciences, bactériologiste des hôpitaux de Nice, dont les titres scientifiques et l'expérience offraient toutes les garanties.

M. Daumas avait adopté le procédé colérimétrique et le cholestérimètre de Grigaut ; méthode appliquée au laboratoire de M. le professeur Chauffard.

Nous en donnons ici la description empruntée à Grigaut :

PROCÉDÉ COLORIMÉTRIQUE

Solutions et réactifs nécessaires. — 1º Une solution chloroformique exactement titrée de cholestérine contenant o gr. o6 de cholestérine pour 100 centimètres cubes.

2.

2° Alcool à 60° contenant 1/200ᵉ de soude.
3° Alcool à 70° contenant 1/100ᵉ de soude.
4° Ether sulfurique du commerce.
5° Chloroforme du commerce.
6° Anhydride acétique pur.
7° Acide sulfurique à 66° Baumé.

TECHNIQUE. — *Pour le sérum.* — Mettre dans un cholestérimètre (fig. 1) 2 centimètres cubes de sérum, puis de l'alcool à 60° sodé jusqu'au trait de jauge marqué 15 centimètres cubes. Mélanger et ajouter de l'éther jusqu'au trait de jauge marqué 30 centimètres cubes. Boucher et mélanger à nouveau en retournant deux fois l'appareil.

Laisser reposer, soutirer la couche aqueuse inférieure et la remplacer par 20 centimètres cubes environ d'eau que l'on fera couler le long des parois de l'appareil. On abandonne au repos pendant 5 minutes ; on soutire l'eau et on procède à un second lavage dans les mêmes conditions.

Après séparation complète des eaux de lavage, l'éther est versé dans une capsule en porcelaine de 60 centimètres cubes. On y joint les quelques centimètres cubes d'éther qui auront servi à rincer l'appareil et on évapore à siccité au bain-marie.

Il reste dans la capsule un résidu formé

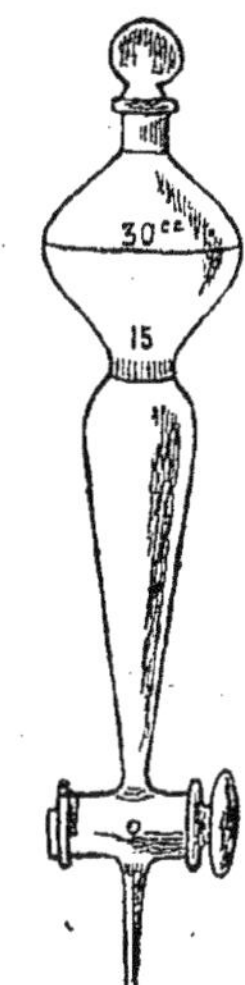

Fig. 1. — Cholestérimètre de Grigaut

de gouttelettes graisseuses que l'on reprend par 5 centimètres cubes de chloroforme. On dissout d'abord ce résidu dans 2 centimètres cubes environ de chloroforme ; on transvase dans une éprouvette graduée de 10 centimètres cubes, puis on rince soigneusement la capsule avec le reste du chloroforme employé en plusieurs fois que l'on joindra au précédent.

On pratique alors la réaction de Liebermann en mélangeant aux 5 centimètres cubes de la solution chloroformique, 2 centimètres cubes d'anhydride acétique pur et trois gouttes normales d'acide sulfurique et abandonnant au repos pendant une demi-heure.

En même temps, dans un autre tube gradué qui sert d'étalon colorométrique, on mélange de la même manière 5 centimètres cubes de la solution chloroformique de cholestérine à o gr. o6 pour 100, 2 centimètres cubes d'anhydride acétique et trois gouttes comptées au même compte-gouttes d'acide sulfurique.

Au bout d'une demi-heure la coloration verte de Liebermann a atteint dans les deux tubes son complet développement.

On procède alors immédiatement au dosage colorimétrique.

Pour ce faire, on peut d'une manière très simple verser 5 centimètres cubes des deux solutions colorées dans les tubes d'un colorimètre à dilution et amener l'égalité des teintes en diluant selon les cas l'un ou l'autre des deux liquides avec un mélange dans les proportions précédentes de chloroforme, anhydride acétique et acide sulfurique.

Soit alors n, le nombre de centimètres cubes marqué par la solution diluée.

Le chiffre P de la cholestérine contenue dans un litre de sérum sera donné par les relations suivantes :

1° Dans le cas de dilution de la solution à doser :

$$P = 0.30 \times n \text{ grammes.}$$

2° Dans le cas de dilution de l'étalon :

$$P = \frac{7.50}{n} \text{ grammes.}$$

**Taux moyen comparé
de la cholestérinémie chez les mammifères (A. Grigaut).**

	NOMBRE d'animaux examinés	Taux moyen de la cholestéri-némie	CHIFFRES EXTRÊMES trouvés	
Rat	8	0.35	0.24 et 0.45	
Cobaye	10	0.40	0.22	0.50
Lapin	28	0.45	0.18	0.85
Ovidés (mouton, chèvre). . .	46	0.65	0.50	0.93
Equidés (cheval, âne)	43	0.80	0.48	1.40
Suidés (porc)	48	1	0.38	1.60
Bovidés (bœuf)	52	1.30	0.40	2.30
Hérisson	2	1.50	1.45	1.55
Homme	»	1.60	»	
Chat	8	1.50	0.90	2.50
Chien	46	1 80	1.30	2.30

Dès 1914, M. Daumas a également pratiqué les dosages de cholestérine dans le sang prélevé par nous sur les grands blessés et malades infectés-surmenés.

Nous avons pu constater que si, au cours d'une même infection, surtout prolongée, la courbe de la cholestérine paraît varier, on peut cependant reconnaître un caractère type à la réaction cholestérinémique dans les grandes infections.

Les résultats de nos observations s'identifient avec les résultats publiés par Chauffard et Guy-Laroche :

A. — L'hypocholestérinémie est la règle pendant les périodes fébriles des infections aiguës et il semble exister un certain rapport proportionnel entre l'inten-

sité du choc infectieux et l'abaissement du taux cholestérinémique.

B. — La courbe cholestérinémique dans l'infection
est, jusqu'à un certain point, proportionnée à la courbe
thermique dont elle suit l'évolution ; *mais les deux
courbes se dessinent en sens inverse et s'entrecroisent
au moment de la défervescence.*

C. — La cholestérinémie suit pendant l'infection
une évolution en rapport avec celle des autres processus réactionnels. *L'hypocholestérinémie de la période
d'état coïncide avec l'époque de moindre résistance de
l'individu.*

C'est le moment où l'organisme cède devant l'in-
tensité des phénomènes toxi-infectieux ; c'est la période anergique ou de moindre réaction, c'est le
moment où le sérum des typhiques se montre favorisant
dans les expériences de P. Courmont et Dufourt.

Au contraire, au début de la convalescence, au
moment où l'organisme se libère de l'infection, l'hypercholestérinémie apparaît. C'est la période où le sérum
des typhiques devient vaccinant et où se développent
les grands processus de l'immunisation.

Devant les conclusions très nettes des auteurs,
devant les résultats de nos recherches personnelles sur
le dosage de la cholestérine dans le sang des infectés,
notre idée directrice a été de favoriser artificiellement
l'hypercholestérinémie, cette hypercholestérinémie paraissant coïncider avec les processus de l'immunisation et démontrer le rôle antitoxique de la cholestérine.

INTERPRÉTATION DU MÉCANISME

DE L'HYPERCHOLESTÉRINÉMIE ARTIFICIELLE

Sous l'action des injections de cholestérine, en solution dans l'huile camphrée à hautes doses, le taux de la cholestérine remonte rapidement.

La cholestérine n'est pas toxique ; les auteurs qui l'ont préconisée l'ont administrée par la bouche à la dose de 1 à 2 grammes par jour. Morgenroth et Reicher, Carnot, Isconesco, Klemperer, etc.

Nos ampoules contiennent 20 centigrammes de cholestérine et 5 grammes d'huile camphrée, 1/2 milligramme de sulfate de strychnine.

Nous injectons chez les grands infectés une à trois ampoules en 24 heures, chez les autres malades ou blessés une ampoule chaque jour.

Les doses peuvent paraître faibles. L'augmentation du taux de la cholestérine est cependant surprenant et incontestable.

Cette question de la cholestérinigenèse est très complexe et a attiré l'attention de bien de savants.

Vidal, Weil, Laudat, poursuivant des expériences sur l'hypercholestérinémie d'origine alimentaire, avaient été également frappés de la disproportion entre la quantité de cholestérine ingérée dans les aliments et l'augmentation rapide de la cholestérine dans le sang.

Ils prélevèrent le sérum chez des sujets sains et à jeun depuis quinze heures environ. Le même prélèvement fut effectué chez les mêmes sujets trois ou quatre heures après un repas composé de viande, pommes de terre et pain additionné de 50 grammes de beurre. Les expériences donnent les chiffres suivants :

		Lipidémie	Cholestérinémie	Lecithinémie
I	A jeun.	6.68	1.95	1.40
	Après repas de graisse . .	10.39	2.60	2.10
II	A jeun.	6.07	1.74	1.19
	Après repas de graisse . .	8.72	2.21	1.55

Or, si on fait le compte de la quantité de cholestérine contenue dans les aliments, on trouve un chiffre inférieur à o gr. 50, tandis que l'augmentation de la cholestérine sanguine a été de o gr. 65 dans le premier cas et de o gr. 47 dans le second cas *pour chaque litre de sérum*. L'énorme disproportion qui existe ici entre l'apport alimentaire de cholestérine et l'augmentation relativement considérable de la cholestérine dans l'organisme ne peut s'expliquer dans ces cas que par la *formation d'une certaine quantité de cholestérine aux dépens des graisses ingérées*.

Dans les expériences que nous venons de citer, une dose inférieure à 0,50 centigrammes de cholestérine ingérée a pu fournir une augmentation équivalente à 0,65 centigrammes dans un cas, à 0,47 dans un autre cas de cholestérine par litre de sérum. Les dosages successifs que nous avons effectués chez nos infectés en cours de traitement, quelle que fut l'infection, nous permit de constater que chez tel sujet, chez lequel on trouvait au début un chiffre de 0,80 centigrammes de cholestérine par litre de sérum, un prélèvement fait

après quelques injections de 0,20 centigrammes don-
nait 1,60 et même 2 grammes par litre de sérum. Ni
l'apport direct par l'alimentation spéciale, ni l'apport
direct par nos injections ne peuvent suffire à expliquer
l'augmentation rapide de la cholestérine dans le sang
dans les expériences des auteurs précités et dans les
nôtres.

Nous pensons pouvoir interpréter cette hypercholestérinémie artificielle rapide par *la mise en action de
la fonction cholestérinigène de la glande surrénale.*

HYPERCHOLESTÉRINÉMIE

PAR HYPERGENÈSE

Les recherches entreprises par MM. le professeur Chauffard et Guy-Laroche, réunies dans la thèse de Grigaut, les ont conduit à reconnaître dans la glande surrénale et le corps jaune deux centres importants de la cholestérinémie et le lieu principal d'origine de la cholestérine du sérum.

La surrénale, en particulier, serait l'organe le plus riche en cholestérine de l'organisme : 45 grammes chez l'homme, 55 grammes chez la femme pour 1.000 grammes de substance fraîche.

Cette proportion, déclare Grigaut, mérite néanmoins d'être accompagnée de certaines explications. Si on dose la cholestérine dans la surrénale des individus autopsiés dans les hôpitaux, on n'observe que très rarement le chiffre moyen normal de 50 grammes que nous indiquons ; la majorité des surrénales, et en particulier celles qui semblent les moins touchées par la maladie, présentent une teneur oscillant autour de 20 grammes pour 1.000 grammes de substance fraîche. L'explication de cette divergence semble résider dans un certain épuisement des lipoïdes de la corticalité surrénale pendant la période plus ou moins longue de l'agonie.

Ce n'est, en effet, que dans le cas de mort brusque, comme chez les accidentés, que l'on trouve le chiffre moyen normal de 50 grammes, tandis que dans la mort précédée d'agonie le chiffre moyen considérablement abaissé oscille autour de 20 grammes. Il nous faudra tenir compte de ces faits dans l'interprétation de nos résultats sur la cholestérine des surrénales au cours des différentes maladies.

Le tableau ci-après, emprunté à Grigaut, confirme les données que l'on possédait déjà sur la fréquence des signes d'insuffisance surrénale au cours des états infectieux.

Une relation étroite relie le fonctionnement de la glande surrénale au point de vue cholestérinigenèse, à la teneur en cholestérine du sérum.

Ces faits acquis sont à rapprocher des observations faites par Emile Sergent sur l'importance de la notion d'insuffisance surrénale et du rôle de l'opothérapie surrénale en médecine et en chirurgie d'armée. (Académie de médecine, 7 septembre 1915). M. Sergent recommandait chez des typhoïdiques, chez des grands blessés et des surmenés des injections d'adrenaline 2 à 3 milligrammes en 4 à 6 doses.

Ravaut et Krolunitsky auraient également observé dans une formation de l'avant des signes d'insuffisance surrénale chez des grands blessés. (Société Médicale des Hôpit. 16 juillet 1915).

L'augmentation rapide du taux de la cholestérine dans le sérum sous l'influence de nos injections, nous paraît être due, comme nous le disions plus haut, à une mise en action de la fonction cholestérinigène des surrénales à une hypercholestérinémie par hypergenèse.

La cholestérine injectée amorcerait d'abord, suractiverait ensuite, la sécrétion d'une glande insuffisante chez les infectés, les grands blessés, les surmenés.

Fig. 4. — Teneur en cholestérine des surrénales dans l'infection.

	POIDS DES DEUX SURRÉNALES	CHOLESTÉRINE POUR 1.000 GR. DE GLANDE FRAICHE		POIDS DES DEUX SURRÉNALES	CHOLESTÉRINE POUR 1.000 GR. DE GLANDE FRAICHE
Tuberculose pulmonaire (à marche rapide)	12 gr. 50	2 gr. 08	Tuberculose pulmonaire (ancienne et fibreuse)	13 gr.	31 gr. 15
— —	27 gr.	2 gr. 96	Septicémie streptococcique	16 gr.	4 gr. 10
— —	8 gr.	4 gr. 60	— —	12 gr. 50	4 gr. 28
— —	9 gr.	15 gr.	Granulie	9 gr.	12 gr. 80
— —	9 gr. 80	11 gr. 90	—	15 gr.	16 gr. 50
— —	11 gr.	16 gr. 60	Méningite cérébro-spinale	12 gr. 50	11 gr. 50
— —	10 gr. 50	2 gr. 86	Tétanos	?	15 gr. 80
— —	11 gr.	5 gr. 86	Fièvre typhoïde	13 gr.	6 gr. 50
Tuberculose pulmonaire (ancienne et fibreuse)	9 gr.	28 gr. 60	Pneumonie	16 gr. 50	4 gr. 70
	9 gr. 50	24 gr. 40	—	9 gr.	20 gr. 10

Taux moyen de la cholestérine dans les surrénales prélevées aux autopsies. . . . . . . 20 gr.

Le rôle antitoxique de la cholestérine se manifes-
terait en raison directe de l'hypercholestérinémie. Le
camphre apporterait son action également antitoxique
proba··lement par son facteur chimique, acide oxycam-
phoriqu., isomère de l'acide cholestérique, acide cho-
lécamphorique.

On peut ajouter que l'augmentation rapide du
lipoïde du sérum sanguin a un retentissement sur
l'action de certaines diastases.

Baud a indiqué que certains lipoïdes jouissent
directement de propriétés diastasiques. Il a extrait des
hématies un corps à fonctions péroxydasiques. Harden,
Young, Muttermilet pensent que la zimase est un complexe formé de deux corps faiblement liés ; l'un serait
un lipoïde, l'autre un corps protéique et ils croient
que les diastases sont toujours constituées ainsi.
L'action du lipoïde, d'après Gérard et Lemoine, s'exer-
cerait grâce à la présence du corps protéique et les
lipoïdes n'agiraient comme compléments que s'ils sont
combinés avec le sérum sanguin. Lorsqu'ils voulurent
donner la preuve que leur paratoxine était capable de
neutraliser les tuberculines, ils durent la mettre en
présence du sérum sanguin avant de la mélanger aux
solutions de tuberculine.

Les expériences de Raubitcheck et Russ, celles de
Landsteiner et Falich avaient prouvé le pouvoir bacté-
ricide des lipoïdes.

Ségala, ayant mis en contact avec des spores char-
bonneuses, des extraits éthérés d'organes riches en
lipoïdes, a pu vérifier, sur plaques de Pietri et par les
inoculations aux cobayes la stérilisation progressive
des lipoïdes infectés par le charbon.

RÉSULTATS OBTENUS

par les injections de cholestérine et huile camphrée à hautes doses dans les divers états infectieux.

———

Sous l'influence de l'action antitoxique et dynamique de la solution cholestérine-huile camphrée-strychnine, on constate rapidement chez tous les infectés blessés, malades ou surmenés :

1º Un changement total du faciès du malade.

2º Un retour rapide des forces accompagné d'un sentiment de bien-être.

3º Un réveil de l'appétit et progressivement une augmentation du poids.

4º La température n'est pas directement influencée, elle s'abaisse avec les progrès de l'immunisation de l'organisme.

———

GRANDS BLESSÉS

Nous avons tenté l'immunisation de l'infection secondaire qui atteint l'état général, chez les grands blessés.

Les observations nombreuses portent sur des grands blessés atteints de lésions s'accompagnant de septicémie aiguë, gangrène, de complications pleuro-pulmonaires, etc.

Ces hommes traités chirurgicalement, soutenus par les injections de sérum, caféine, etc., présentaient un état général misérable, incapable de résister à une infection dont l'issue semblait être fatale.

Dès les premières injections d'huile camphrée et cholestérine, l'immunisation progressive de l'organisme allant de pair avec le traitement local, on a pu assister à une véritable résurrection.

A la thérapeutique *chirurgicale locale,* nous avons *adjoint* une thérapeutique *polyvalente de l'infection* et nous croyons devoir attribuer à cette méthode, les guérisons que nous avons obtenues, chez tous les grands blessés.

Nous allons citer maintenant quelques cas types de l'action de notre thérapeutique.

Fracas de l'épaule et arthrite suppurée
Complications pleuro-pulmonaires

Lapalus P., 6ᵉ colonial. Blessé aux Dardanelles le 21 juin 1915. Entré le 30 juin 1915. Sorti guéri le 24 janvier 1916. Gros fracas de l'épaule par balle, orifice d'entrée partie supérieure articulation scapulo humérale droite. Orifice de sortie large plaie anfractueuse avec arrachement musculaire, tissus sphacelés. Fracture de l'acromion et du bord de l'épine de l'omoplate, arthrite suppurée de l'épaule. Très mauvais état général.

Le 2 juillet symptômes de pneumonie droite. Localement, larges débridements, drains, lavage au sérum, traitement des accidents pulmonaires. Dosage de la cholestérine 0,70 par litre. Injection cholestérine huile camphrée deux fois par jour. Pendant tout le mois de juillet la température oscille entre 39° et 40° le soir, 37°9 et 38° le matin. Faiblesse générale, amaigrissement, symptômes de septicémie qui font craindre une issue fatale.

Vers le 24 juillet, les accidents pulmonaires s'étant amendés, on peut sous le chloroforme pratiquer l'arthotomie de l'épaule. Le taux de la cholestérine est remonté à 1 gr. 20. On continue deux injections par jour.

Vers la fin du mois, la température tombe progressivement, les forces reviennent, le malade engraisse, l'état général devient meilleur. Les accidents locaux se guérissent, les symptômes pulmonaires ont disparu. Un examen bactériologique pour le bacille de Kock a été négatif. Le malade est sorti guéri sur un centre de mécanothérapie pour combattre la périarthrite consécutive de son traumatisme. (Tableau II).

Arthrite suppurée du genou
(Projectile intra-articulaire)

Massias René, 113ᵉ de ligne. Blessé le 10 juillet 1915 en Argonne. Entré le 16 juillet 1915. Sorti guéri le 23 octobre 1915. Entré avec plaie pénétrante de l'articulation tibio-tarsienne gauche ; vaste arthrite suppurée, température élevée, mauvais état général, symptômes de septicémie aiguë. Une arthrotomie d'urgence a été faite dans une ambulance il y a cinq jours. Depuis, les symptômes locaux et généraux ont augmenté.

L'articulation drainée, est largement irrigée au sérum.

L'infection générale est combattue par les injections de cholestérine et huile camphrée. La radiographie indique un projectile intra-articulaire.

Le 20 juillet, l'articulation paraissant compromise et, avant d'en arriver à une amputation de la cuisse, on se décide à intervenir largement.

Après incision d'un lambeau cutané à bord supérieur convexe, on met à nu le tendon du triceps sectionné entre deux pinces à clan.

On rabat la rotule en avant, la jambe légèrement fléchie, les surfaces articulaires bien écartées, on extrait un éclat d'obus placé entre les deux condyles. On rapproche les surfaces, on rabat la rotule, suture du tendon à son bout rotulien, suture de l'aponévrose, drain, suture de la peau.

Les jours suivants, lavages au sérum après lavage éther dans les drains extra et intra-articulaires. Pansement sec. Jambe dans une simple gouttière ; pas d'appareil plâtré.

Dès le 10 août, la température est tombée, l'état général s'est relevé ; localement aucune suppuration. En septembre, le malade peut redresser la jambe et l'on imprime à l'articulation quelques mouvements de flexion.

Les mouvements ont augmenté progressivement et nous insistons sur ce fait que *malgré l'état d'infection grave* d'une arthrite suppurée tibio-tarsienne, malgré les accidents de septicémie qui l'accompagnait, non seulement on a pu conserver le membre inférieur compromis, mais encore cette articulation a pu retrouver ses mouvements de flexion au point qu'en février 1916, quatre mois après sa sortie de l'hôpital, le soldat Massias, présenté à une commission de réforme, a été mis en simple réforme temporaire avec gratification pour être récupéré dans la suite pour ce fait que son membre inférieur gauche ne présentait pas une impotence fonctionnelle réelle et que l'on obtenait une flexion de 130 degrés.

La cholestérine et l'huile camphrée avaient été injectées pendant 25 jours. (Tableau III).

1. Massias René — Grand blessé — Entré le 16 Juillet 1915 — Sorti guéri le 23 Octobre 1915 — Septicémie aiguë — Arthrite suppurée du genou.
Période d'état aigu

Tableau . III.

M. Bal Gilbert. Grand blessé. Entré le 9 Mai 1915. Sorti guéri le 7 Octobre 1915. Complications pleuro-pulmonaires.

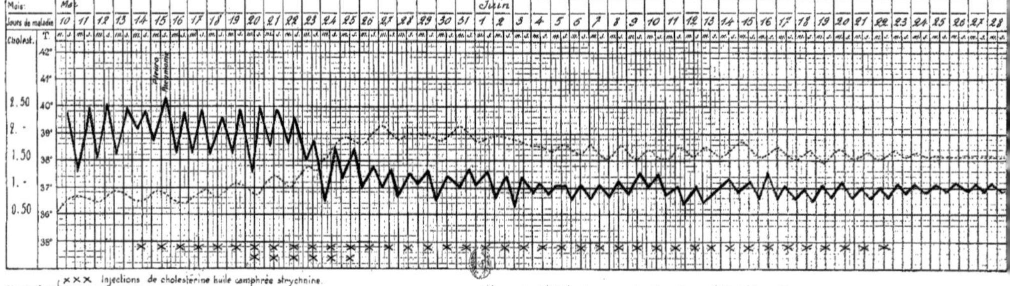

Observations {
× × × Injections de cholestérine huile camphrée strychnine.
⋀⋁⋀ Température
⋏⋀⋏ Courbe de la cholestérine

Hypocolestérinémie avec réaction hypercholestérinémique.

Tableau . IV.

Complications pleuro-pulmonaires

Bal Gilbert, caporal 152e infanterie. Entré le 9 mai 1915. Sorti le 7 octobre 1915. Entré avec : 1º Plaie profonde, arrachement musculaire avec dénudation des côtes, partie moyenne thorax en arrière. 2º Fracas du coude droit, ouverture de l'articulation. Phlegmon du bras. Très mauvais état général, température élevée. Traitement local, large débridement, lavage au sérum, drainage. Le 15 mai, symptômes de pleuro-pneumonie droite, souffle, égophomie. Injections cholestérine et huile camphrée chaque jour. Les accidents pulmonaires évoluent sur un terrain très misérable. Dans les analyses bactériologiques : résultat négatif pour le bacille de Kock. Les symptômes aigus disparaissent vers le 22 septembre, sept jours après le début des injections, mais le malade conserve une zone de matité, à la base droite, de l'égophonie. Il s'agit bien d'infection secondaire pleuro-pulmonaire et non de pleuro-pneumonie franche.

En juin, l'état local de l'articulation du coude réclame une intervention que l'état général très amélioré permet de faire, sous chloroforme, l'extraction d'esquilles, arthrotomie du coude.

Par la suite, le malade revient très rapidement à la santé ; disparition progressive des symptômes pulmonaires, disparition de la température, embonpoint rapide, le malade, hors de danger dès le 16 juin, est sorti dans la suite localement guéri et avec un état général excellent. (Tableau IV).

Fracas de l'épaule, arthrite suppurée

ayant entraîné : 1° l'arthrotomie ; 2° la résection.
Complications pleuro-pulmonaires

Barcat Auguste, soldat 2ᵉ classe, 4ᵉ zouaves, 25ᵉ compagnie. Blessé le 2 juin 1915 aux Dardanelles. Entré le 30 juin 1915. Sorti guéri le 1ᵉʳ décembre 1915. Symptômes à l'entrée : Plaie pénétrante, articulation scapulo-humérale gauche, ouverture complète de l'articulation, fracture de la tête de l'humérus, suppuration abondante. Lavage au sérum, pansement et gouttière d'attente. Le 3 juillet, sous chloroforme, incision à la face antéro-externe de la région deltoïdienne, débridement le long de la gouttière bicipitale, ouverture du cul-de-sac de la synoviale. On constate une fracture de la tête humérale avec broiement de la tête, fracture de l'acromion. Drains, lavages au sérum et injection dans les trajets, de liquide de Calot.

Le 6 juillet, début d'une pleuro-pneumonie. Révulsifs, traitement habituel, auquel on associe chaque jour les injections cholestérine huile camphrée à hautes doses. Température élevée, mauvais état général, amaigrissement ; localement, suppuration abondante. Les accidents pleuro-pulmonaires évoluent en juillet, les symptômes s'atténuent peu à peu. Fin juillet, on fait une radiographie qui indique un fracas osseux complet de la tête humérale, fragments nombreux sans coaptation possible et une ostéite persistante.

Le 3 août, on décide la résection de la tête humérale. Incision à partir du bord externe de la coracoïde jusqu'à 12 centimètres, légèrement en dehors, suivant les fibres du deltoïde.

Dans la coulisse bicipitale en dehors, on fend la capsule sur toute la longueur. Libération à la rugine de la lèvre capsulo-périostique externe, puis libération de la lèvre capsulo-périostique interne. On dénude le col chirurgical et on scie à la scie à chaîne. Lavage au sérum, drain. On fixe l'humérus à la cavité glénoïde.

Les suites opératoires furent très bonnes, pas de troubles de nutrition ni de la sensibilité. Conservation des mouvements actifs d'adduction et d'abduction du bras et de l'avant-bras, flexion de l'avant-bras sur le bras.

Sous l'influence des injections d'huile camphrée, l'état général s'était complètement modifié, embonpoint progressif, guérison complète des accidents pulmonaires. Le malade sort en novembre dans d'excellentes conditions. (Tableau V).

Fracas de l'articulation tibio-tarsienne

Articulation ouverte — Septicémie

David Rémy, 151e infanterie, blessé au col de la Chipotte le 31 août 1914. Entré le 3 septembre 1914. Sorti guéri le 23 janvier 1915.

Diagnostic à l'entrée : Fracture du calcanéum et de l'astragale avec fragments multiples. Articulation ouverte, arthrite suppurée, tissus sphacelés à apparence gangréneuse, état phlegmoneux du pied et de la jambe à gauche. Douleur, température élevée. Très mauvais état général, amaigrissement considérable. On traite l'état général par les injections cholestérine huile camphrée.

Localement sous chloroforme large irrigation des cavités osseuses au sérum et eau oxygénée. Curettage et extraction de nombreuses esquilles, de tissus sphacelés, embaumement de l'articulation à la pommade de Reclus. Les pansements à la pommade de Reclus sont renouvelés d'abord chaque jour, puis tous les deux jours et espacés dans la suite.

Les injections d'huile camphrée et cholestérine quotidiennes. La température qui oscillait entre 38° et 39° descend peu à peu. Sur place, des bourgeons charnus s'établissent et après une application méthodique du traitement local conservateur et du traitement de l'état général par la cholestérine et huile camphrée, le malade a pu garder son pied avec une articulation à mouvements limités justiciables de la mécanothérapie. (Tableau VI).

Arthrite suppurée genou gauche

Septicémie — Congestion pulmonaire double

Collet Charles, 5ᵉ colonial. Entré le 4 septembre 1914. Sorti guéri en janvier 1915. Plaie pénétrante par coup de feu au-dessous de l'interligne tibio-fémorale, bord externe à gauche. Arthrite suppurée du genou, très mauvais état général, début de septicémie, température 40°. Etat phlegmoneux de la jambe gauche. Localement arthrotomie classique, drains, grands lavages au sérum. Etat général, injections huile camphrée-cholestérine.

L'infection générale détermine une poussée con-

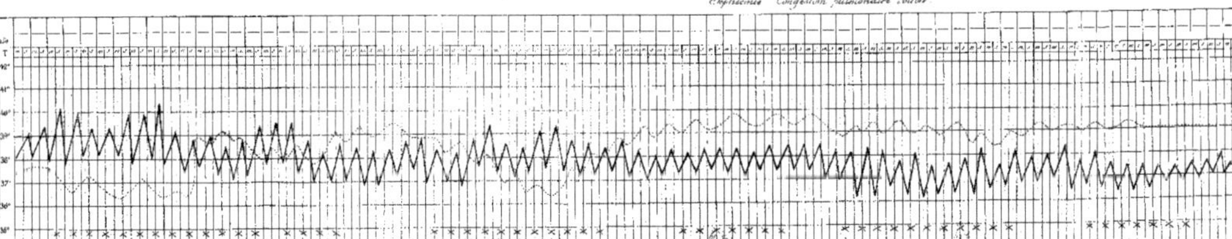

M. Collet Charles. 5e Colonial. Entré le 4 Septembre 1914. Sorti le 3 Janvier 1915, guéri. Blessé au Col de la Chipotte. Arthrite suppurée du genou gauche. Ouverture de l'articulation par balle.
Septicémie. Congestion pulmonaire double.
Observations { xxx Injections huile camphrée et cholestérine.
Température.
Courbe de la cholestérine.

Tableau VII.

gestive des poumons, congestion pulmonaire double avec crachats hémoptoïques.

Température élevée, maigreur. Injection de sérum glucosé.

Après de longues et patientes tentatives de conservation, injection liquide de Calot, larges drainages. L'état local s'améliore. L'huile camphrée, la cholestérine agissent comme antitoxiques vis-à-vis de l'état général. Le membre inférieur est conservé et après cinq mois, le malade, engraissé, jouissant d'un excellent état général, a pu être évacué marchant avec des cannes sur un service de mécanothérapie. (Tableau VII).

Septicémie-gangrène ascendante

Pons Napoléon, chasseur, blessé au col de la Chipotte. Entré le 3 septembre 1914. Sorti guéri décembre 1914.

Arrachement par éclat d'obus des premier, second, troisième et quatrième orteils ; plaie anfractueuse du pied, tissus sphacelés, gangrènes et infiltrés jusqu'au tiers inférieur de la jambe. Frissons, température, très mauvais état général. Les accidents infectieux locaux nécessitent, après tentative de conservation, une amputation au tiers inférieur de la jambe. La température ne tombe pas, la mortification des tissus, les symptômes de gangrène ascendante persistent, malgré des débridements, drainages et lavages au sérum et eau oxygénée.

Injection de sérum glucosé, de sérum artificiel. Dosage de la cholestérine et huile camphrée. Deux injections par jour. L'état général s'améliore ; après 4 jours, amputation de cuisse au tiers inférieur. Méthode classique elliptique, sutures et drains. Deux injections d'huile camphrée et cholestérine chaque jour.

On obtient au cinquième jour une réunion par *première intention*, malgré les récents accidents de septicémie générale qui se sont amendés progressivement. La température est à la normale, pouls à 90. Les forces reviennent très rapidement. Dès les premiers jours d'octobre, le malade peut être considéré comme hors de danger. Le malade est sorti guéri en décembre 1914. (Tableau I).

Plaie pénétrante par balle, région abdominale droite ; collection purulente péricœcale, appendicite secondaire.

Ducoté Fernand, réserviste 161e infanterie, blessé à la Morville (près Verdun), 24 septembre 1914. Entré le 17 octobre 1914. Sorti guéri le 23 janvier 1915.

Diagnostic : Plaie pénétrante par balle, orifice d'entrée au niveau du bord supérieur partie moyenne de l'os illiaque droit. Orifice de sortie à trois doigts en dedans et à droite de l'ombilic. Le colon ascendant a dû être traversé. Selles sanguinolentes les premiers jours, suppuration à l'orifice de sortie. Douleur vive au milieu de l'appendice. Drains, lavage au sérum, mise en observation. Le malade est très faible, très amaigri. Injections d'huile camphrée et cholestérine,

M. Pons Napoléon. Grand blessé. Septembre 1914. Accident de septicémie, grangrène, misère, phisiologique. Période d'état aigu. Entré le 3 Septembre 1914, Sorti le 1ᵉ Décembre 1914, guéri.

Observations { ×××. Injections de cholestérine.
MMM. Température.
.^.^. Courbe de la cholesterine.

Hypocolestérinemie d'infection avec réation hypercholestérinémique.

Tableau. I.

M. Ducolé Fernand. Réserviste 16ᵉ Inf⁺. - Entré le 17 Octobre 1914. Sorti le 23 Janvier 1915.

Tableau . VIII .

Vers le 10 novembre, empâtement de la région péricœcale, la température s'élève progressivement.

Le 16 novembre, incision exploratrice de l'orifice de sortie de la balle, dissection jusqu'au péritoine ; adhérences péritonéales qu'on libère ; prolongation de l'incision vers le cœcum.

Le cœcum est recliné en dedans, on trouve sous le cœcum à l'union des bandelettes un appendice *de 13 centimètres*, dur, turgescent, très vasculaire. A sa section, la muqueuse était le siège de petites hémorragies et d'une ulcération en préparation.

L'appendice enlevé, son moignon enfoui sous un plan séro-muqueux, on suture en trois plans, péritoine, muscles, peau ; drains, pansement sec. Les jours suivants, écoulement séro-purulent en surface et provenant de l'orifice de sortie de la balle, mais non de la région appendiculaire qui est intacte ; pas de réaction, pas de température. Lavage au sérum le matin.

Injection huile camphrée-cholestérine. Suites normales. (Tableau VIII).

Fracture compliquée du tibia

Septicémie aiguë — Très mauvais état général

Puiségur Firmin, 3ᵉ zouaves, Cⁱᵉ mitrailleuses, blessé le 11 décembre 1915 à Debelli (Serbie), évacué par le transport « Canada ». Entré à l'hôpital 28 le 4 janvier 1916. Guéri en juin 1916.

Fracture complète compliquée par balle, gros fracas osseux du tibia tiers supérieur jambe droite. Température élevée, très mauvais état général. Symptômes de septicémie. Drains, grands lavages sérum et eau oxigénée.

Le 6 janvier, radiographie. Le 13 janvier, les symptômes d'infection locale ne paraissent pas s'atténuer, sous chloroforme large incision au-dessus et au-dessous de la plaie le long du bord interne du tibia. Dissection des muscles et mise à nu du foyer de la fracture.

Rencontre de plusieurs esquilles mobiles qu'on enlève. On tombe sur le tibia dont la cavité médullaire est complètement ouverte sur un trajet de 7 à 8 centimètres. Tissus fougueux, ostéomyélite aiguë. Curettage du canal, désinfection au chlorure de zinc. On tamponne et on bourre avec des mèches de gaze stérilisée enduite de pommade de Reclus qu'on tasse. Appareil plâtré à volets.

Injections matin et soir de solution huile camphrée et cholestérine.

Les jours suivants température élevée, suppuration, infiltration des tissus. Les accidents locaux s'aggravent. L'état général est meilleur. Le 16 janvier tout espoir de conservation du membre est perdu. L'infiltration remonte jusqu'au niveau de l'articulation du genou. Le 17 janvier amputation de la cuisse au tiers inférieur méthode elliptique. Très bon moignon.

Dans la suite, on continue chaque jour les injections cholestérine huile camphrée. Le malade a repris rapidement des forces, a engraissé. Etat général excellent.

Localement la cicatrisation se fait normalement, sauf en un point où une fistule persistante semble aboutir à un foyer osseux. On débride et on rencontre une surface osseuse névrosée, esquilles mobiles. Curettage, cautérisation au chlorure de zinc, drains, sutures.

M. David Rémy. 151.e d'Infanterie. Blessé au Col de la Chipotte le 31 Août 1914. Entré le 3 Septembre 1914.
Fracas de l'articulation tibio-tarsienne ouverte. Septicémie. Sorti guéri le 6 Octobre 1915

Observations { × × ×. Injections de cholestérine et huile camphrée.

Tableau VI.

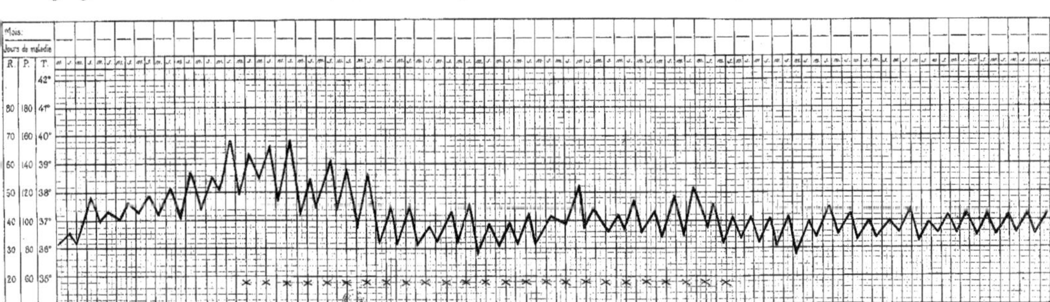

M. *Puységur Firmin*. — Fracture compliquée du tibia gauche. Gros fracas osseux. Ostéomyélite. Accident de septicémie.

Tableau . IX.

Cette petite opération supplémentaire est suivie d'une réunion complète et guérison: (Tableau IX).

Fracture compliquée du fémur

Etat phlegmoneux — Très mauvais état général

Bressolles Urbain, réserviste, 15ᵉ d'infanterie, blessé le 2 septembre 1914. Entré à l'hôpital 28 le 6 septembre 1914. Sorti guéri en mars 1915.

Fracture compliquée du col du fémur par éclat d'obus. Etat phlegmoneux des tissus. Très mauvais état général. Le 8 septembre, débridement large de la plaie, lavage au sérum et eau oxygénée. Drains, gouttière d'attente. Dans la suite après radiographie les symptômes locaux (suppuration, douleur) les poussées de température décident à une intervention plus large qui permet de constater : 1° Dans la région de l'échancrure sciatique un trajet fistuleux qui débridé conduit un stylet dans le bassin ; 2° Au niveau du grand trochanter un trajet osseux traversant tout le grand trochanter.

En octobre, en novembre, en décembre, malgré les interventions larges, curettages des foyers osseux, pansements à la pommade de Reclus, l'état local fut très long à s'améliorer. L'état général par contre fut maintenu par les injections d'huile camphrée et cholestérine, et dès le mois de janvier le malade entré fatigué, abattu, avait repris. Dans la suite, il engraissait rapidement.

En mars, le soldat Bressolles est sorti avec un

excellent état général, localement avec son membre inférieur conservé, avec les mouvements articulaires complets et un racourcissement de sept centimètres qui pourra être corrigé avec chaussure appropriée. (Tableau X).

Large décollement par balle, ostéopériostite de l'os coxal

Infection à streptocoques, secondaire

Damon Benoît, soldat 1re classe, classe 1903, 175e de ligne, blessé le 7 décembre 1915, en Serbie.

Entré le 4 janvier 1916 avec large plaie par éclat d'obus, partie moyenne, tiers inférieur cuisse gauche, décollement musculaire, trajet profond, état phlegmoneux. Guéri en octobre 1916.

Le 6 janvier contre-ouverture, large drainage. L'état local ne s'améliore pas malgré les lavages au sérum et eau oxygénée, ou au liquide de Dakin. La température remonte progressivement. En février, sous chloroforme, dissection de la région, décollement des muscles à la rugine ; on tombe dans un foyer de tissus sphacelés aboutissant à une dénudation osseuse de l'os illiaque ; curettage, cautérisation au chlorure de zinc, mèche avec pommade de Reclus, pas de réunion.

Le malade a été placé dans une chambre, isolé en raison de son mauvais état général. Il n'y a pas de cas d'érysipèle dans la formation et cependant le lendemain de l'intervention, frissons, température 40°, rougeur au membre inférieur.

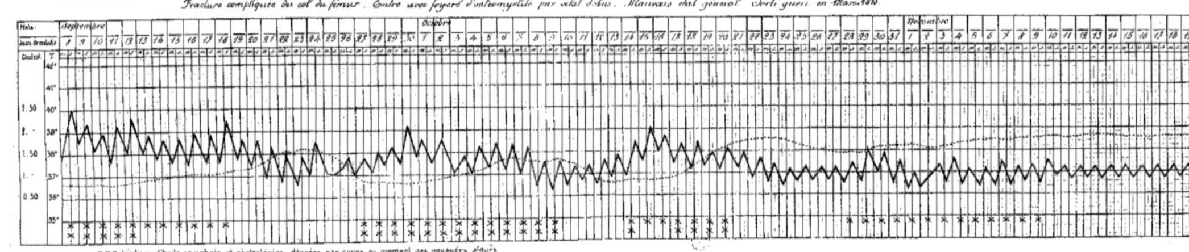

Observations
{ ××× Injections d'huile camphrée et cholestérine, données par cures au moment des poussées aiguës
{ ⋀⋀⋀ Température
{ ⌒⌒⌒ Courbe de la cholestérine.

Tableau. X.

M. Damon Benoist _ 175° Inf°. Entré le 4 Janvier 1916 . Sorti en Octobre 1915. État phlegmoneux. Complications par infection à streptocoques.
Large plaie par éclat d'obus. tiers supérieur cuisse. Décollement musculaire. Lésion osseuse de l'os iliaque.

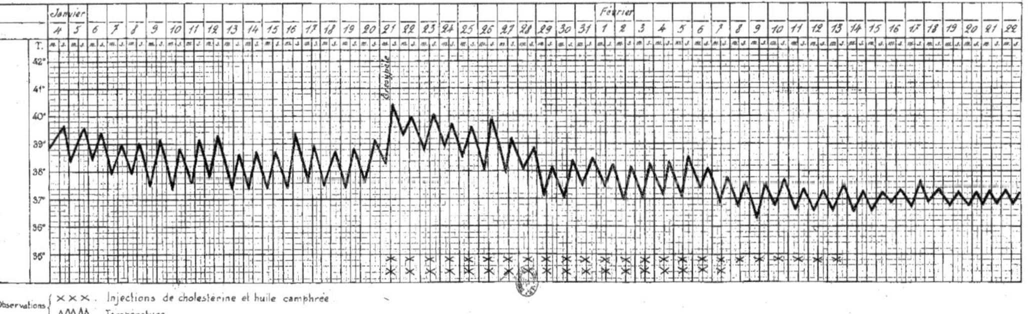

Observations { ×××. Injections de cholestérine et huile camphrée.
              { ʌʌʌʌ. Température

Tableau . XI.

Le lendemain, le surlendemain, la rougeur gagne la cuisse, la fesse, le thorax, en arrière. Infection à streptocoque probablement latente chez un grand blessé et qui passe par une phase active.

On commence immédiatement les injections d'huile camphrée et cholestérine, deux par jour. Localement après les lavages, pansement, badigeonnage des tissus avec un mélange de salicylate de soude 5 gr. Alcool à 90° et eau de laurier cerise $\alpha\alpha$ 10 gr.

Les trois premiers jours adynamie complète, abattement, température, suppuration fétide. Les injections de cholestérine et huile camphrée sont continuées. Dès le quatrième jour chute de la température, réveil du malade. Après huit jours l'érysipèle est jugulé, les tissus se desquament. L'état général se relève.

Dans la suite la guérison s'est opérée progressivement sans à coup. (Tableau XI).

Fracture compliquée du fémur

Gangrène — Septicémie

Hubaut Jules, soldat 2ᵉ classe, 365ᵉ infanterie, blessé le 6 septembre 1914 près de Clermont en Argonne, demeuré trois jours et trois nuits sans être soigné, puis prisonnier quatre jours et abandonné, recueilli par les infirmiers français et transporté d'abord à l'hôpital de Clermont (Argonne) et enfin à l'hôpital de Verdun. Demeuré du 17 septembre au 11 décembre 1914 à Verdun et évacué avec le diagnostic :

1° Plaie pénétrante par balle de la partie médiane

de l'avant-bras, fracture du cubitus, section du nerf cubital.

2° Plaie de la face externe partie supérieure de la cuisse droite. Fracture du fémur. Le 28 septembre suppuration abondante, vaste débridement, resection du fémur au tiers supérieur. Le 15 octobre phlébite. Phlegmon de la cuisse droite, infiltration du scrotum. 24 novembre le membre inférieur droit reste infiltré. L'os est consolidé mais il y a des foyers purulents.

A son arrivée à l'hôpital 28 ce malade, évacué de Verdun jusqu'à Nice avec un état grave, des lésions aiguës, présentait des symptômes d'extrême gravité.

Toute la région correspondante au tiers supérieur de la cuisse droite paraissait le siège d'un énorme foyer purulent, tissus infiltrés, gangrène, odeur extrêmement fétide, œdème de tout le membre supérieur droit.

Température 40³. Phlébite secondaire.

Large débridement des tissus autour de la plaie d'entrée du projectile. Contre-ouverture à la face interne et supérieure de la cuisse, passage d'un drain ; grands lavages sérum et eau oxygénée. Un confrère chirurgien de grande valeur, et consulté par nous, nous donna le conseil de ne pas trop attendre et d'amputer au plus tôt aussi haut que possible, au besoin en gigot.

Nous avons cependant attendu, mais dès ce moment le blessé reçoit chaque jour deux injections d'huile camphrée et cholestérine. Malgré les lavages, les contre-ouvertures successives, les drainages, la température se maintient entre 39° et 40°.

Sous l'influence des injections l'état général, après des semaines, de misérable qu'il était au début, s'était rélevé et nous permit de tenter une recherche profonde des foyers de suppuration.

Après des alternatives, nous avons pu pratiquer

deux opérations importantes qui toutes deux ont eu d'excellents résultats.

La première fut une dissection des muscles de la région trochantérienne ; mise à nu de la cavité osseuse, trépanation à la gouge et au maillet, curettage, cautérisation au chlorure de zinc. On bourre la cavité de bandelettes stérilisées et de pommade de Reclus. La température était tombée à la suite de cette intervention, mais elle reparut bientôt. Les trajets osseux donnaient du pus et l'on pensa qu'il persistait un foyer profond d'ostéomyélite de la diaphyse du fémur.

Sous chloroforme incision partant du milieu du pli inguinal et aboutissant à dix centimètres sur la face postéro-interne de la cuisse. On désinserre et on recline le musle vaste interne, on incise le crural et on tombe sur une cavité osseuse au milieu de la face antérieure du fémur. On extrait de cette cavité une balle en tire-bouchon, ainsi que de petites esquilles. On effondre à la gouge et au maillet la paroi pour mettre à nu la cavité qui s'abouche au canal médullaire, foyer propre des suppurations multiples et prolongées. Il est à noter que deux radiographies qui avaient indiqué des petits éclats de projectile à la face antéro-supérieure, région du grand trochanter et à la région supérieure postérieure, niveau du petit trochanter, n'avaient pas montré la balle ankystée dans le canal médullaire du fémur.

On curette les foyers périostiques, on bourre à la pommade Reclus.

On eut encore à ouvrir, curetter et drainer un foyer osseux au niveau du petit trochanter. Ce fut la dernière intervention.

Toutes ces interventions furent bien supportées par le malade dont l'organisme fut non seulement mis en état de résistance par les injections d'huile camphrée et cholestérine, mais qui chaque fois fut amélioré au point que les forces augmentant le blessé engraissait, pouvait sortir de son lit entre les différentes étapes de sa maladie.

Dans la suite, localement, le membre inférieur droit put posséder les mouvements articulaires de la hanche, du genou, du pied. Pas d'œdème, pas d'ankylose. Raccourcissement de 7 centimètres qui sera compensé avec une chaussure spéciale. Le malade marche avec une canne. (Tableau XII).

Projectile intra-articulaire
Arthrite du genou — Arthrotomie — Extraction
Injections données progressivement

Tranchant Désiré, 176e infanterie, blessé aux Dardanelles. Entré le 3 août 1915. Sorti guéri le 27 novembre 1915.

Plaie par coup de feu, articulation tibio-fémorale gauche.

Le malade entre très déprimé, amaigri, avec de la congestion du foie de l'entérite.

Localement, articulation douloureuse, ankylosée, la radiographie à l'hôpital 28 montre un éclat d'obus intra-articulaire.

Un drain est introduit dans le trajet du projectile ; lavages au sérum et eau oxygénée. L'articulation est renfermée dans un enveloppement aseptique compressif. Le membre inférieur est placé dans une gouttière d'attente.

M. Tranciant Désiré. 176ᵉ Inf. Entré le 3 Août 1915 - Sorti guéri le 27 Novembre 1915.
Plaie par coup de feu genou gauche - projectile intra-articulaire.
Mauvais état général. Mise en état de défense avant l'arthrotomie du genou.

Observations { ××× Injections de cholestérine.
{ ⋀⋁⋀ Température.

Ce malade n'a plus fait de température dans la suite et son état générale montrait excellent.

Tableau - XIII.

On institue dès lors un traitement de mise en état
de défense de l'organisme, avant de pratiquer la large
arthrotomie qui sera nécessaire. Chaque jour injection
huile camphrée et cholestérine ; régime alimentaire.
La température oscille entre 36⁹-37⁵. Dès que l'état
général paraît amélioré, on opère. Incision courbe à
convexité supérieure, au-dessus de la rotule. Incision
de la peau, de l'aponévrose. Incision et section du
tendon du biceps dont le bout supérieur est pris dans
une pince à clan. La rotule rabattue laisse à nu la
cavité intra-articulaire. Le projectile apparaît enkysté
dans le condyle interne du fémur. Il est extrait à la
curette. Sa cavité est détergée, désinfectée au chlorure
de zinc. La rotule est rabattue. Sutures au catgut, de
l'extrémité supérieure du biceps à son extrémité rotu-
lienne. Drains, suture de l'aponévrose, de la peau.
Réunion par première intention. Le membre ne fut pas
mis dans un appareil plâtré, mais dans une simple
gouttière.

Pas de température, suites parfaites et rapides.
Le malade a été envoyé dans un centre de mécanothérapie pour impotence partielle des mouvements du
genou, impotence qui pouvait être parfaitement corri-
gée. (Tableau XIII).

Fracture complète du radius droit par balle, arthrite suppurée du coude gauche avec projectile intra-articulaire.

Très mauvais état général

Javaloïes Bonaventure, 2ᵉ régiment zouaves, blessé
le 21 juin aux Dardanelles. Entré le 30 juin 1915 avec :

1° Une fracture complète du radius droit par balle que l'on extrait ; 2° plaie pénétrante de l'articulation du coude gauche avec arthrite suppurée.

La radiographie montre une balle de schrapnell enclavée dans l'articulation du coude gauche entre la trochlée et l'épitrochlée.

Le 9 juillet incision au niveau de la région antéro-interne du pli du coude. Incision de l'aponévrose et mise à nu du muscle cubital qu'on récline pour pénétrer par le trajet même du projectile dans l'articulation d'où l'on extrait une balle de schrapnell déformée. Arthrotomie secondaire, lavage au sérum, tamponnement à la gaze stérilisée imbibée de liquide de Calot.

Ce blessé était entré avec de la température, un très mauvais état général, son articulation du coude très compromise. Les injections de cholestérine modifièrent son état général et les suites furent excellentes.

Le malade est sorti en septembre sans ankylose, un peu de raideur qui fut guérie par la mécanothérapie. (Tableau XIV).

Fracture de la branche montante maxillaire supérieur — Déchirement de la parotide

Suppuration — Très mauvais état général

Bideau Jean, 176e infanterie, 3e compagnie, blessé le 21 juin 1915 aux Dardanelles. Entré le 30 juin. Plaie pénétrante par balle, orifice d'entrée partie moyenne de la nuque en arrière, orifice de sortie au milieu du pavillon ayant brisé :

M. Javaloïes Bonaventure. 2ᵉ Zouaves. Entré le 30 Juin 1915. Sorti guéri en Septembre 1915.

Fracture complète du radius par balle. Arthrite suppurée du coude gauche avec projectile intra-articulaire. Très mauvais état général.

Observations { ××× . Injections de cholestérine et huile camphrée.
{ ᴧᴧᴧ . Température.

M. **Bideau Jean** _ 176e Inf. Blessé aux Dardanelles. Plaie pénétrante par balle ayant brisé
Diagnostic   le conduit auditif interne, la branche montante maxillaire inférieure, ayant
déchiré la parotide. Suppuration abondante. Très mauvais état général. Entré le 30 Juin. Sorti le 27 Juillet
sans infection pour prothèse.

Mois:																																																			
Jours de maladie																																																			
R.	P.	T.	m.	s.	m.	s.	m.	s.	m.	s.	m.	s.	m.	s.	m.	s.	m.	s.	m.	s.	m.	s.	m.	s.	m.	s.	m.	s.	m.	s.	m.	s.	m.	s.	m.	s.	m.	s.	m.	s.	m.	s.	m.	s.	m.	s.	m.	s.	m.	s.	m.	s.
		42°																																																				
80	180	41°																																																				
70	160	40°																																																				
60	140	39°																																																				
50	120	38°																																																				
40	100	37°																																																				
30	80	36°																																																				
20	60	35°																																																				

Observations { × × × Injections de cholestérine et huile camphrée.
             { ∧∧∧ Température.

Tableau XV

1° L'extrémité supérieure de la branche montante maxillaire supérieure.

2° Ayant ouvert le conduit auditif externe.

3° Ayant déchiré la glande parotide.

Suppuration abondante, tissus sphacelés, douleurs, température, mauvais état général.

Dès les premiers jours après le passage de drains qui assurent une large irrigation au sérum et eau oxygénée des foyers, on commence les injections cholestérine et huile camphrée.

Après vingt jours de traitement de l'état local et de l'état général, le malade ne présentait plus de température, ne souffrait plus, ne montrait aucune réaction qui aurait pu faire craindre des complications du côté de la parotide ou de son conduit auditif.

Jusqu'alors intransportable, il put dès le 27 juillet être évacué sur Marseille pour être traité dans le centre spécial de prothèse maxillo-faciale. (Tableau XV).

Fracas du coude par balle, arthrite suppurée de l'articulation. — Etat phlegmoneux des tissus.
Mauvais état général

Vanackère Théodore, caporal 82ᵉ infanterie. Entré le 16 juillet 1915. Blessé en Argonne le 2 juillet 1916. Sorti guéri.

Fracas du coude par balle, arthrite suppurée de l'articulation. Température élevée, douleur, état phlegmoneux des tissus, mauvais état général.

La radiographie montre de nombreuses esquilles et une fracture de l'extrémité inférieure de l'humérus. Malade très faible, très amaigri. Arthrotomie du coude le 20 juillet. Drainage, lavage au sérum et eau oxygénée. Injections de cholestérine et huile camphrée. Les jours suivants localement, tamponnement avec des mèches de gaze stérilisée enduites de liquide de Calot. On continue les injections cholestérine et huile camphrée. L'état général se relève peu à peu, la température disparaît. En novembre le malade est sorti très bien portant, engraissé, avec la conservation de son membre supérieur droit, mais une ankylose du coude, ankylose incomplète qui a pu bénéficier d'un traitement par la mécanothérapie. (Tableau XVI).

Plaies multiples par éclat d'obus — Ouverture de la fémorale — Ablation d'un tronçon artériel.

Très mauvais état général

Badoche François, 2e classe, 176e infanterie, blessé aux Dardanelles le 21 juin 1915. Entré à l'hôpital 28 le 30 juin 1915. Plaies multiples par éclat d'obus. Suppuration, très mauvais état général, ouverture de l'artère fémorale, ablation d'un tronçon artériel ; très bonnes suites opératoires. Sorti guéri le 8 décembre 1915.

Entré avec : 1° Plaie superficielle éclat d'obus, région frontale externe droite. 2° Plaie en éraflure par balle. Région de la base du cou latérale droite intéressant tous les tissus superficiels. Teinture d'iode.

Pansement demi-humide. 3° Plaie en séton, région moyenne et postérieure, avant-bras droit, phlegmon secondaire du bras, drains, pansement humide. 4° Plaie anfractueuse éclat d'obus intéressant muscles de la face postérieure du bras droit, avec hernie musculaire, pansement humide. 5° Plaie en séton, éclat d'obus. Cuisse gauche, orifice d'entrée partie moyenne face antérieure, orifice de sortie partie médiane face postérieure. Lavage oxygénée, drains. Pansement demi-humide.

Le 14 juillet, au matin, hémorragie abondante par l'orifice d'entrée du projectile, bord externe partie médiane de la cuisse gauche (hémorragie de la fémorale). Compressions, bande d'Esmarck. Sous chloroforme recherche de la fémorale dans le triangle de Scarpa, ligature. Recherche de l'artère dans le canal de Hunter, ligature ; dans le canal des adducteurs on trouve la veine fémorale déchiquetée et l'artère déchirée sur un point. Ablation du tronçon artériel lésé entre les deux ligatures. Sutures de l'aponévrose au catgut, drain, suture de la peau, lavage au sérum physiologique, deux injections sérum artificiel, injection cbolestérine, injection caféine, suites normales, pas d'œdème, pas de troubles de la circulation.

L'état général du blessé était très mauvais à l'entrée et durant le séjour à l'hôpital. Il fut relevé peu à peu par des injections d'huile camphrée et cholestérine à hautes doses. (Tableau XVII).

Vaste décollement région scapulaire gauche
Collection purulente, par éclat d'obus
Très mauvais état général

Muselli Vincent, brigadier, 2ᵉ artillerie de montagne, blessé le 28 mai 1915 aux Dardanelles. Entré le 13 juin 1915. Sorti guéri le 18 septembre 1915. Plaie pénétrante par éclat d'obus, région scapulaire gauche, fracture de l'omoplate ; grosse collection purulente, région scapulaire. Etat général très mauvais, amaigrissement notable. Le 14 juin large débridement d'un vaste décollement de la région scapulaire gauche, surface osseuse complètement dénudée, débris de vêtement, caillots, tissus sphacelés, grande quantité de liquide purulent. Gros drains, lavage oxygénée. Injections d'huile camphrée et cholestérine chaque jour.

A son arrivée le malade présentait une surexcitation très particulière due à la douleur, à l'infection locale, à la température élevée. Après quatre à cinq jours la radiographie montre un très gros éclat d'obus qui après avoir fracturé l'omoplate et produit les désordres de la région scapulaire avait glissé dans une gouttière intra-musculaire pour se loger à la région lombaire. Extraction sous chloroforme, drains, sérum et eau oxygénée.

La cholestérine et huile camphrée ont été injectés par série. Le 18 septembre le malade est complètement guéri. (Tableau XVIII).

Arthrite suppurée, fracas osseux
Articulation tibio-tarsienne

Bosc, 163e infanterie, blessé le 3 août 1914 près de Lunéville. Entré le 6 septembre 1914. Sorti en novembre guéri.

Plaie par éclat d'obus, ouverture complète de l'articulation tibio-tarsienne, gros fracas osseux. Arthrite suppurée, symptômes de septicémie. Etat phlegmoneux du pied et de la jambe, température élevée.

Tentative de conservation. Sous chloroforme, débridements larges. Curettage des cavités articulaires, extraction de nombreuses esquilles, de tissus sphacelés. Larges irrigations au sérum physiologique et eau oxygénée, pansement et embaumement avec des bandelettes de gaze stérilisée et la pommade de Reclus. Ces pansements sont espacés. Peu à peu les tissus se détergent.

Après deux mois les pertes de substances sont restaurées. On combat, dès qu'on le peut, la raideur articulaire par du massage, des mouvements. Ce blessé est sorti environ quatre mois après son arrivée, mis en congé puis recupéré par son dépôt.

Les injections de cholestérine et d'huile camphrée avaient été faites par séries. (Tableau XIX).

Anévrisme diffus artère fémorale gauche

Gros Jean, 2ᵉ classe. 4ᵉ zouaves, blessé le 31 mai 1915 aux Dardanelles. Entré le 13 juin 1915. Sorti guéri le 16 octobre 1915.

Plaie en séton par balle cuisse gauche. Le blessé paraissait en voie de guérison. Se plaint le 24 juin de douleurs, de raideur survenue brusquement. A l'examen on constate à la partie moyenne de la région antéro-interne de la cuisse une voussure très visible animée de battements très nets isochrones aux battements arté-riels.

L'auscultation révèle un souffle doux profond systolique, la tumeur paraît s'accroître très vite. Diagnostic d'anévrisme diffus de la fémorale. La tumeur s'accroît. On décide d'intervenir.

Le 25 juin, sous chloroforme : 1° Découverte de l'artère fémorale à la pointe du triangle de Scarpa. Ligatures de la veine et de l'artère. 2° Découverte dans le canal de Hunter, ligature de l'artère et de la veine. 3° Résection entre deux ligatures d'un sac anévrismal, artère perforée. Très nombreux caillots accolés au trajet de la balle sous le couturier. Curettage, drainage, sutures, pansement sec aseptique, gouttière. Suites opératoires excellentes, par de suppuration, pas de température. Localement membre inférieur gauche pas d'œdème, pas de gêne dans la circulation, pas de refroidissement.

Le malade est sorti en octobre complètement guéri sans aucune impotence fonctionnelle. Dès le lendemain

Sorti en Octobre 1915 guéri.
Anevrisme diffus de la fémorale _ Resection et ablation du sac.

Tableau XX.

de l'opération, injections d'huile camphrée et cholestérine comme traitement antitoxique et dynamique durant dix jours. (Tableau XX).

Plaie du poumon par éclat d'obus
Pleurésie purulente secondaire
Très mauvais état général

Doledec Olivier, 1er régiment colonial, blessé le
12 septembre 1914 en Argonne. Entré le 11 janvier
1915. Sorti en novembre 1915 sur un centre de chirurgie pulmonaire.

Plaie ancienne côté droit du thorax en arrière par
éclat d'obus ayant lésé le poumon et entraîné de la
pleurésie purulente secondaire, resection de la 8e côte.

Le malade, à son arrivée à l'hôpital, est extrêmement faible, amaigrissement considérable. Localement,
suppuration abondante, matité et souffle à droite en
arrière. Large drainage en canon de fusil, lavage de la
plèvre au sérum et eau oxygénée, suivi d'introduction
par les drains de liquide de Calot.

Injection d'huile camphrée et cholestérine.

Neuf jours après l'arrivée, grand frisson, température, dyspnée, retention probable, costotomie nouvelle, curettage de l'ancien foyer, drainage d'une poche
pleurale indiquée par la radiographie. Le malade a de
la température, des phénomènes de congestion pulmonaire, des crachats sanguinolents. Son état misérable
entraîne des accidents d'adynamie, d'angoisse prœcor-
diale, de dyspnée (caféine, digitaline, sérum artificiel,
etc.). Un examen des crachats est négatif.

Les injections d'huile camphrée et cholestérine sont continuées en janvier et février.

Vers le 20 février le malade reprend des forces, engraisse rapidement, la température tombe peu à peu et le blessé peut sortir sur un centre de chirurgie pour une opération complémentaire. (Tableau XXI).

Plaie pénétrante profonde de la nuque par balle — Arrachement de l'apophyse épineuse — Symptômes de méningite.

Bonnevigne Jean, 176ᵉ infanterie, blessé aux Dardanelles le 21 juin 1915. Entré à l'hôpital 28 le 30 juin 1915. Sorti guéri le 29 octobre 1915.

Large plaie pénétrante par balle, orifice d'entrée région sus-épineuse gauche, orifice de sortie intéressant toute la partie médiane de la base de la nuque en arrière.

Radiographie : fracture par arrachement de l'apophyse épineuse ; 2ᵉ vertèbre cervicale et arrachement de l'apophyse transverse droite.

A l'arrivée, douleur, suppuration, la tête est en flexion sur la poitrine, mouvements de rotation impossibles. Raideur musculaire, température. Les jours suivants céphalée, signes de Kœrnig. Localement larges drainages de la plaie, lavage au sérum et eau oxygénée. Ponctions lombaires et injection de sérum antiméningococcique. Injections d'huile camphrée et cholestérine.

Vers le 10 juillet l'état général s'améliore. Sous

chloroforme au niveau de la nuque section de l'aponé-vrose, dissection des muscles jusqu'au plan osseux, jusqu'au foyer de fracture de l'apophyse transverse et de l'apophyse épineuse de la 2ᵉ cervicale. Curettage du foyer, drains, lavage au sérum physiologique et eau oxygénée.

Les jours suivants injection huile camphrée et cholestérine.

En octobre 1915 le malade est sorti complètement guéri. (Tableau XXII).

Plaies multiples par éclat d'obus — Etat grave — Septicémie — Complications pleuro-pulmonaires.

Hubert Jacques, 6ᵉ colonial, blessé le 4 juin aux Dardanelles. Entré à l'hôpital 28 le 13 juin 1915. Plaies multiples par éclat d'obus. Etat grave, septicémie. Complications pleuro-pulmonaires. Sorti guéri en septembre 1915

Diagnostic à l'entrée, cuisse droite :

1° Très large plaie par éclat d'obus ayant ouvert la face postéro-interne, et la région poplitée.

2° Très large plaie face antérieure cuisse gauche avec éclatement et hernies musculaires, symptômes de septicémie.

Congestion pulmonaire double, crachats hémoptoï-ques, dyspnée, adynamie cardiaque. Larges irrigations des plaies au sérum physiologique et eau oxygénée. Pansements demi-humides, ventouses, enveloppements sinapisés, digitaline, oxyde d'antimoine et benzoate de soude. En même temps chaque jour injection cholestérine, huile camphrée du 13 au 29 juin sans arrêt et pour la suite par séries.

Est sorti complètement guéri en septembre 1915. (Tableau XXIII).

Plaie par coup de feu, balle ayant traversé le bassin — Suppuration abondante

Très mauvais état général

Trumeau Albert, sergent 301e infanterie, blessé à Saint-Rémy (Haut de Meuse) le 27 novembre. Entré le 14 décembre à l'hôpital 28.

Plaie par coup de feu, orifice d'entrée à deux travers de doigt au-dessus du pli inguinal gauche. Projectile ayant traversé le bassin pour sortir à la partie médiane de l'os coxal. Suppuration abondante et profonde. Fracture de l'os coxal (avait eu des selles sanguinolentes après la blessure). Large drainage. Lavage au sérum physiologique et eau oxygénée.

Le malade est très amaigri, anémié, déprimé. Souffre au moindre déplacement du bassin. Suppuration très abondante d'odeur infecte. Injection d'huile camphrée et cholestérine d'abord quotidiennes puis par série.

Le malade est sorti en février 1915 complètement guéri. (Tableau XXIV).

Plaie par balle jambe gauche — Accidents infectieux graves — Troubles mentaux

Brouard Marcel, 76ᵉ infanterie. Entré le 16 juillet 1915. Sorti le 24 mai 1916 guéri.

Ce soldat qui avait déjà été blessé une première fois en 1914, fracture du crâne et trépané, est atteint le 13 juillet 1915 d'une balle logée à la partie postérieure de la jambe gauche. Le malade entre à l'hôpital avec température, phlegmon de la jambe, état général très faible et une excitation nerveuse très accentuée. Large débridement au niveau de la plaie, lavage au sérum ; radiographie le 20 juillet, le malade présente des symptômes d'un état mental tel, manie, idée de persécutions, tentatives de suicide, qu'on l'évacue sur un autre hôpital pour l'isoler.

En octobre le malade revient à l'hôpital 28. Le projectile de la jambe a été extrait, mais le membre inférieur est le siège d'une infection aiguë. Phlegmon du pied remontant jusqu'au tiers inférieur de la jambe. Larges incisions, drains, lavages au sérum et eau oxygénée. Etat général très mauvais, suppuration, amaigrissement, asthénie générale. Localement les accidents infectieux augmentent, toute idée de conservation de la jambe est écartée.

L'amputation a été faite le 28 octobre 1915. Durant l'amputation on rencontre des tissus infiltrés sphacelés qui rendaient l'intervention urgente.

L'état général est toujours mauvais, tissus mal nourris, lymphatisme, dépression morale et physique.

Cependant peu à peu sous l'influence des injections d'huile camphrée et cholestérine les forces reviennent, avec l'appétit le malade reprend peu à peu.

En mai 1916 le soldat Brouard est sorti amputé avec un excellent moignon, engraissé, très remonté physiquement et moralement. (Tableau XXV).

PHARMACOLOGIE — POSOLOGIE

La solution cholestérine huile camphrée avec ou sans sulfate de strychnine peut être faite par tout pharmacien au courant de la préparation des ampoules et de leur parfaite stérilisation.

La cholestérine doit être chimiquement pure : Les travaux d'Abderhalden et Legout et ceux d'Hausmann ont indiqué le mode d'action de la cholestérine. La cholestérine d'après ces auteurs contient un groupe alcoolique secondaire et elle est antitoxique par un groupe hydroxyl.

Si ce groupe OH vient à manquer la cholestérine perd son caractère antihémolytique et antitoxique.

La cholestérine pure est active. Le chlorure, l'acétate, le benzoate et les produits d'oxydation perdent le caractère thérapeutique.

La préparation que nous avons adoptée, après différents essais, se compose de 20 centigrammes de cholestérine pure, cinquante centigrammes de camphre et 1/2 milligramme de sulfate de strychnine dans cinq grammes d'huile lavée à l'alcool.

Dans ces derniers temps, on a eu une tendance à vouloir remplacer le dissolvant huile par des dissolvants plus fluides Crouzon (Bulletin de la Société médicale des hôpitaux 30-4-14) a préconisé un mélange *camphre, éther anesthésique* et *huile*. Les injections d'huile camphrée simple pouvant, dit l'auteur, laisser des nodosités et même provoquer des abcès.

H. Leo (Uber die Wirkung gesassiger wâssiger Kamferlâsung. Deutsch. Med. Wochensch, 27 mars 1913) a tenté l'essai de solutions acqueuses saturées de camphre chez les animaux. Schule, de Fribourg en Brisgau (Zur intravenôsen Frifubrung des Kampfers. Münch, Med. Wochensch, 6 janvier 1914) a expérimenté les injections intraveineuses de camphre chez l'homme en injectant le camphre dissous dans l'éther sulfurique. M. Schule reconnaît que le camphre pénétrant très rapidement dans le torrent circulatoire entraîne des phénomènes d'irritation.

Weintrand (Uber intravenôse Ramperfanwendung. Deutsch, Med. Wochensch, 10 juillet 1913) a expérimenté dans les affections cardiaques des injections intraveineuses du camphre. Les résultats ne lui paraissent pas supérieurs à ceux obtenus par les injections hypodermiques et cet auteur pense qu'on doit réserver l'injection intraveineuse au cas de pertes sanguines abondantes, par exemple.

Enfin, récemment, le professeur Remond, de Metz, et M. Gardet, étudiant en médecine, ont communiqué trois observations de pyrexies dans lesquelles ils utilisèrent du sérum physiologique contenant du camphre en solution 0,20 centimètres cubes pour 100, réaction thermique vive, frisson intense, réaction courte sans suites. Ces injections dans certaines pyrexies interminables détermineraient le retour à la normale.

Nous avons tenu à indiquer rapidement les essais des auteurs qui pensent devoir, pour différentes raisons, remplacer l'huile par un autre liquide, dans les solutions camphrées.

Dans la séance du 27 juin 1914, à la Société de Biologie, M. P. Carnot et Mme V. Cairis ont relaté une

série d'expériences qu'ils ont effectuées chez le cobaye
pour déterminer la toxicité comparative du camphre
en nature, en solution alcoolique, éthérée ou huileuse
et par diverses voies d'absorption (digestive, sous-cutanée, péritonéale). De ces expériences, il résulte que
dans les trois modes d'absorption, la toxicité *du camphre est très inférieure en solution huileuse*. Cette
toxicité, au reste, n'a pas à être envisagée en thérapeutique. Elle atteint, d'après les auteurs, 14 à 18 centigrammes par 100 grammes de cobaye, ce qui permet-
trait de donner des doses formidables à l'homme.

Nous avons utilisé pendant cinq ans l'huile d'olive
et nous continuerons à utiliser ce dissolvant du camphre parce qu'il est pratique, simple et permet des
solutions concentrées sous un petit volume et cela
sans aucun inconvénient.

Avec la solution d'huile camphrée préparée suivant nos indications, nous n'avons *jamais eu même à
des doses élevées ni abcès, ni même d'induration dans
les tissus aux lieux des injections*. Par contre, nous
avons constaté des accidents locaux survenus entre les
mains des médecins expérimentés, sans faute d'asepsie
et cela avec des ampoules d'huile camphrée qui cependant provenaient de laboratoires connus.

Il faut exiger des préparations d'huile camphrée les
garanties suivantes qui ne sont presque jamais rem-
plies :

1° Utiliser une huile d'olive pure.

2° Bien laver cette huile à l'alcool, c'est-à-dire la
tenir plusieurs semaines en présence d'alcool à 90°.

Cette huile doit être extrêmement limpide et de
coloration à peine teintée en jaune clair *comme une
eau colorée*.

Le camphre et la cholestérine s'y dissolvent admi-
rablement sans laisser de trace de leur présence. La

solubilité du camphre dans l'huile est classique ; celle de la cholestérine, d'après nos expériences, peut atteindre 4 grammes pour cent. On sait que Lifschütz, en oxydant l'acide oléique par le permanganate de potasse, a réalisé une sorte de synthèse de la cholestérine.

Cette formation possible de la cholestérine aux dépends des graisses fait comprendre l'affinité de la cholestérine avec l'huile d'olive.

Dans la solution cholestérine et huile camphrée, nous avons ajouté un demi-milligramme de sulfate de strychnine par ampoule.

En associant le sulfate de strychnine, nous avons eu en vue d'utiliser très spécialement les propriétés physiologiques de cet agent sur la respiration et le système nerveux.

A doses thérapeutiques le sulfate de strychnine $(C^{21} H^{22} AZ^2 O^2) SO^4 H^2 + 5 H^2$ est un stimulant des centres respiratoires.

Stricker et Rokitansky ont démontré que si l'on sectionne la moelle épinière au-dessous de l'atlas, la respiration ne s'arrête pas complètement, si l'on a eu soin d'injecter au préalable à l'animal un peu de strychnine.

Tous les auteurs sont d'accord pour reconnaître l'action de la strychnine sur l'asthénie nerveuse.

Huchard et Ferret ont préconisé la strychnine pour combattre l'asthénie nerveuse de la grippe.

Récemment, Barnay, de Paris, Troifontaine, de Liège, Hartenberg, Charpentier, de Nancy, ont montré les services qu'on pouvait attendre de la strychnine dans les états cachectiques, dans la fatigue générale, la tuberculose, etc.., surtout à des doses plus élevées que les doses jusqu'ici utilisées.

La strychnine est insoluble dans l'huile.

Voici le procédé utilisé par nous pour dissoudre la strychnine dans notre préparation :

FORMULE
DES AMPOULES DE CHOLESTÉRINE

Sulfate de strychnine	2 centigrammes
Eau distillée	2 grammes
Huile d'olive lavée à l'alcool et stérilisée	200 grammes
Cholestérine	8 grammes
Camphre	20 grammes

Procédé de préparation

Faire dissoudre le sulfate de strychnine dans l'eau, dans une capsule en porcelaine pouvant contenir la totalité de la préparation. Après dissolution ajouter l'huile et chauffer jusqu'à évaporation totale de l'eau, ce que l'on reconnaît à ce qu'il ne se produit plus de crépitation.

Retirer alors du feu et ajouter la cholestérine qui se dissout par agitation ; lorsque l'huile est à moitié refroidie, ajouter le camphre préalablement pulvérisé. Dissolvez et filtrez au papier. Faire des ampoules de 5 centimètres cubes et stériliser à l'autoclave.

MANUEL OPÉRATOIRE

1º Seringue en verre de 5 grammes avec embout métallique.

2º Aiguilles en platine ou en nickel de 4 centimètres de long.

3º *Laver* à l'alcool aiguille et seringue *après l'injection*.

4° *Stériliser* par ébullition *avant* chaque injection.

5° *Limer* l'ampoule assez bas pour introduire directement *le bout* de la seringue sans aiguille et aspirer ainsi le liquide sans difficulté.

6° *Adapter l'aiguille.*

7° Injection profonde ou sous-cutanée région fessière. Pousser le liquide *lentement*.

8° Toucher la région de la piqûre avec un tampon d'iode.

L'injection pratiquée suivant cette méthode est indolore et ne demande aucun repos.

TABLE DES MATIÈRES

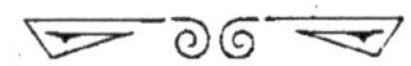

Nice. — Imprimerie J. VENTRE, 15, Rue de la Préfecture. — Nice.